HART GEZOND VOEDSEL GRAFIEK

Leer en vermeld wat u moet eten voor een hartvriendelijk dieet met eenvoudige recepten en tips voor maaltijdplanning

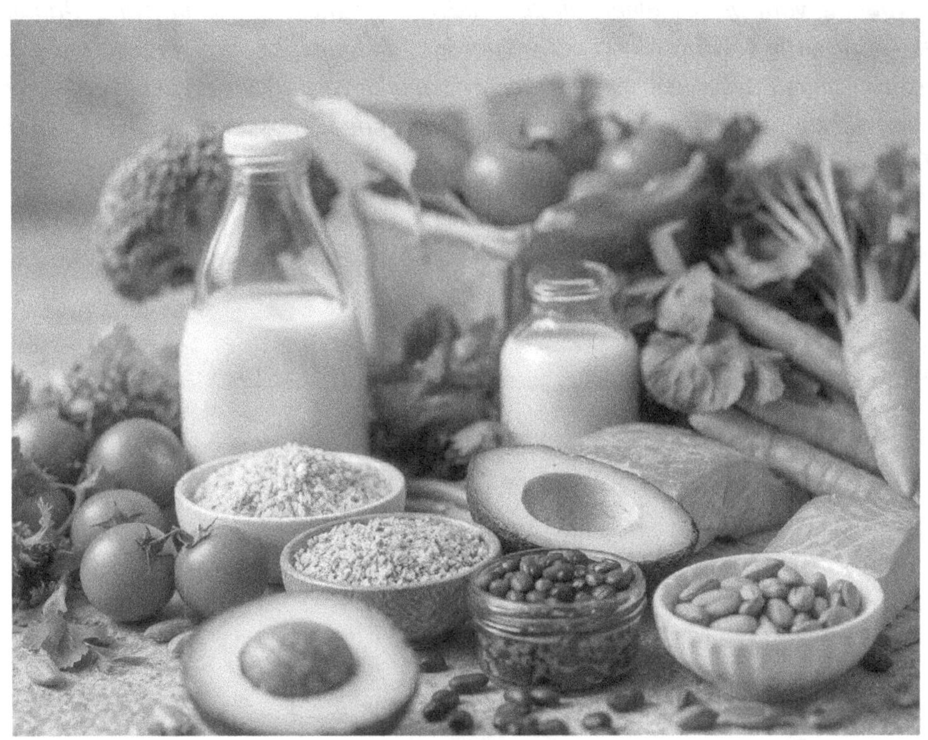

AVILA E. BLOSSOM

Inhoudsopgave

Invoering

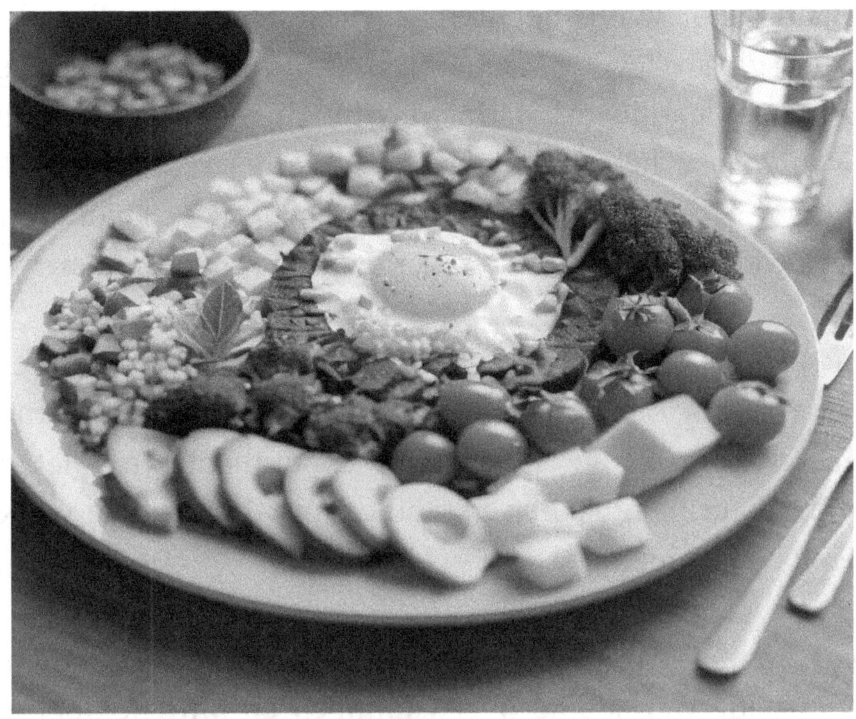

Een hartvriendelijk dieet is een dieet dat prioriteit geeft aan volwaardige, voedzame voedingsmiddelen en tegelijkertijd de voedingsmiddelen beperkt die de cardiovasculaire gezondheid kunnen schaden. Dit omvat het opnemen van veel fruit, groenten, volle granen, magere eiwitten en gezonde vetten, zoals die voorkomen in vis, noten en olijfolie.

Omgekeerd bevat een hartonvriendelijk dieet veel verzadigde vetten en transvetten, toegevoegde suikers, natrium en bewerkte voedingsmiddelen. Deze elementen kunnen het cholesterolgehalte verhogen, bijdragen aan hoge bloeddruk en het risico op hartaandoeningen verhogen.

In dit kookboek ontdekt u hoe u weloverwogen keuzes kunt maken die uw hartgezondheid ondersteunen terwijl u geniet van heerlijke maaltijden.

Als je aan een hart-gezonde reis begint, is er meer nodig dan alleen het veranderen van je dieet; het gaat over het aannemen van een holistische levensstijl die prioriteit geeft aan uw cardiovasculaire welzijn. Begin met het evalueren van uw huidige eetgewoonten en het identificeren van verbeterpunten. Dit kan inhouden dat u uw inname van fruit, groenten, volle granen en gezonde vetten verhoogt, terwijl u bewerkte voedingsmiddelen, suiker en natrium vermindert.

Overweeg om bij het begin specifieke, haalbare doelen te stellen. Probeer bijvoorbeeld elke week minstens één nieuwe groente of volkoren graan in uw maaltijden op te nemen. Je kunt ook experimenteren met verschillende kookmethoden, zoals grillen, bakken of stomen, om de smaak te verbeteren zonder onnodige vetten toe te voegen.

Het is essentieel om te begrijpen dat het maken van blijvende veranderingen tijd en geduld kost. Vier onderweg kleine overwinningen en blijf flexibel in uw aanpak. Het contact met familie en vrienden kan ook steun en motivatie bieden tijdens uw reis naar een hart-gezonde levensstijl.

Houd ten slotte dit kookboek bij de hand als hulpmiddel voor heerlijke recepten en praktische tips voor het plannen van maaltijden. Door deze eerste stappen te zetten, ben je goed op weg om je hart te voeden en te genieten van een gezonder, levendiger leven.

Hoe u dit kookboek gebruikt

Dit kookboek is ontworpen als een praktische en gebruiksvriendelijke bron voor iedereen die een hartgezond dieet wil volgen. Begin door uzelf vertrouwd te maken met de Voedselgroepcategorieën, die u een snel overzicht geven van de essentiële voedingsmiddelen waarop u zich moet concentreren. Dit gedeelte helpt u bij het identificeren van hartvriendelijke opties bij het boodschappen doen of het plannen van maaltijden.

Elk recept in het boek is zo gemaakt dat het eenvoudig en snel te bereiden is, waardoor u gemakkelijk gezond eten in uw drukke levensstijl kunt integreren. Zoek naar de voedingsinformatie bij elk recept, waarin de belangrijkste componenten worden belicht, zoals het vezelgehalte, gezonde vetten en eiwitniveaus. Dit zal u helpen bij het bijhouden van uw voedingsinname en ervoor zorgen dat u uw hartgezondheidsdoelen behaalt.

Gebruik de sectie Tips voor hart-gezonde maaltijdplanning om uw weekmenu samen te stellen. Door uw maaltijden van tevoren te plannen, bespaart u niet alleen tijd tijdens drukke weekdagen, maar kunt u ook gezondere keuzes maken. Het 14-daagse maaltijdplan biedt een gestructureerde aanpak om uw reis een vliegende start te geven, met een verscheidenheid aan recepten voor ontbijt, lunch, diner, snacks en smoothies.

Houd ten slotte de sectie Een hartvriendelijke voorraadkast bouwen: essentiële boodschappenlijst bij de hand. Deze lijst geeft een overzicht van de belangrijkste ingrediënten die u moet inslaan, zodat u alles heeft wat u nodig heeft om thuis hart-gezonde maaltijden te bereiden. Met deze hulpmiddelen tot uw beschikking bent u goed uitgerust om aan een smaakvol en gezond culinair avontuur te beginnen!

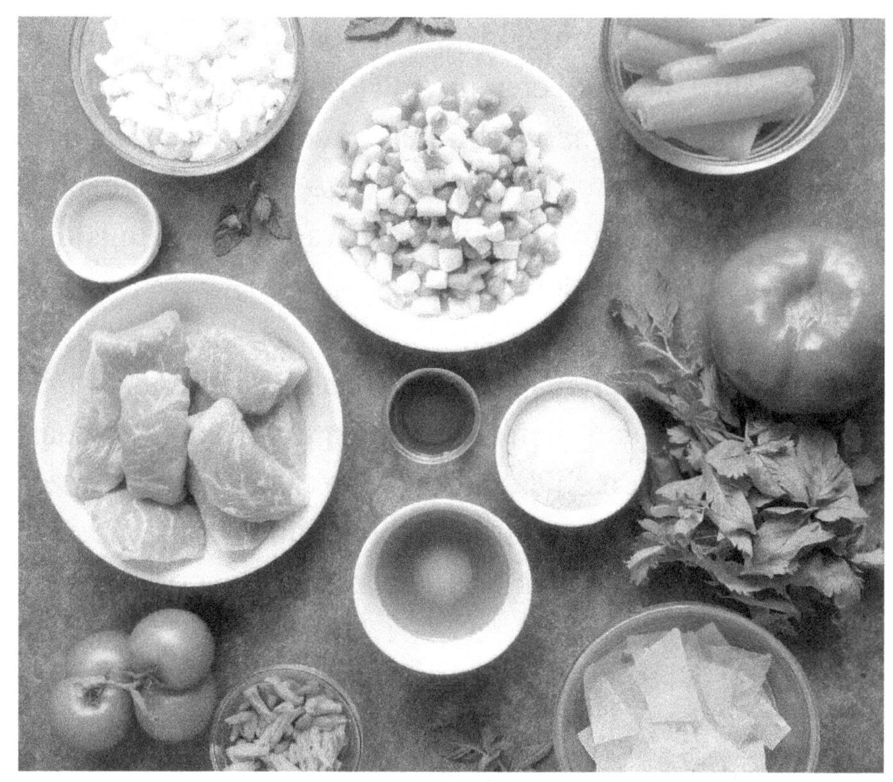

Hoofdstuk 1: Voedselgroepcategorieën voor gemakkelijke referentie

Groenten voor de gezondheid van het hart

Broccoli

Portie: 1 kop, gehakt (gekookt)

- Calorieën: 55
- vezels: 5,1 g
- Vitamine C: 135% ADH
- Andere voedingsstoffen: Vitamine K, Kalium, Foliumzuur

Tomaten

Portie: 1 middelgroot

- Calorieën: 22
- vezels: 1,5 g
- Vitamine C: 28% ADH
- Lycopeen: 4.800 mcg (een krachtige antioxidant die gunstig is voor de gezondheid van het hart)

Spinazie

Portie: 1 kop, rauw
- Calorieën: 7
- vezels: 0,7 g
- Vitamine C: 9% ADH
- Vitamine K: 181% ADH
- IJzer: 5% ADH

Ander

Portie: 1 kop, rauw
- Calorieën: 33
- vezels: 2g
- Vitamine C: 134% ADH
- Vitamine K: 684% ADH
- Andere voedingsstoffen: calcium, kalium

Wortelen

Portie: 1 middelgroot
- Calorieën: 25
- vezels: 1,7 g
- Vitamine A: 204% ADH
- Vitamine K: 8% ADH
- Bètacaroteen: 4.142 mcg

Paprika's (Rood)

Portie: 1 middelgroot
- Calorieën: 37
- vezels: 2,5 g
- Vitamine C: 169% ADH
- Vitamine A: 93% ADH
- Andere voedingsstoffen: kalium, foliumzuur

Bloemkool

Portie: 1 kop, gehakt (gekookt)
- Calorieën: 28
- vezels: 2,1 g
- Vitamine C: 77% ADH
- Vitamine K: 20% ADH
- Andere voedingsstoffen: foliumzuur, kalium

Asperges

Portie: 1 kop, gekookt
- Calorieën: 27
- vezels: 2,8 g
- Vitamine C: 12% ADH
- Foliumzuur: 67% ADH
- Andere voedingsstoffen: Vitamine K, Kalium

Volle granen voor de gezondheid van het hart

Bruine rijst

Portie: 1 kop, gekookt
- Calorieën: 215
- vezels: 3,5 g
- Magnesium: 21% ADH
- B-vitamines: (Thiamine, Niacine)

Quinoa

Portie: 1 kop, gekookt
- Calorieën: 222
- vezels: 5g
- Magnesium: 30% ADH

- IJzer: 15% ADH
- Andere voedingsstoffen: eiwitten, foliumzuur

Haver
Portie: 1 kop, gekookt
- Calorieën: 154
- vezels: 4g
- Magnesium: 15% ADH
- IJzer: 10% ADH
- Bèta-glucaan: (helpt het cholesterol te verlagen)

Volkoren Brood
Portie: 1 plak
- Calorieën: 80
- vezels: 2g
- B-vitamines: Thiamine, Riboflavine
- Magnesium: 8% ADH

Gerst
Portie: 1 kop, gekookt
- Calorieën: 193
- vezels: 6g
- Magnesium: 20% ADH
- Vitamine B3 (niacine): 15% ADH
- Andere voedingsstoffen: Selenium, Zink

Boekweit
Portie: 1 kop, gekookt
- Calorieën: 155
- vezels: 4,5 g

- Magnesium: 21% ADH
- Rutine: (Antioxidant)
- IJzer: 7% ADH

Gierst
Portie: 1 kop, gekookt
- Calorieën: 207
- vezels: 2,3 g
- Magnesium: 19% ADH
- IJzer: 6% ADH
- Andere voedingsstoffen: Eiwit, Fosfor

Magere eiwitten voor de gezondheid van het hart

Kipfilet zonder vel
Portie: 3 oz, gekookt
- Calorieën: 140
- Eiwit: 26 g
- Verzadigd vet: 0,9 g
- Niacine (vitamine B3): 62% ADH

Zalm (Wild)
Portie: 3 oz, gekookt
- Calorieën: 180
- Eiwit: 17 g
- Omega-3-vetzuren: 1.500 mg
- Vitamine D: 80% ADH

Tofu (stevig)
Portie: 3 oz
- Calorieën: 70
- Eiwit: 8 g

- IJzer: 15% ADH
- Calcium: 20% ADH

Linzen
Portie: 1 kop, gekookt
- Calorieën: 230
- vezels: 15g
- Eiwit: 18 g
- Foliumzuur: 90% ADH
- IJzer: 37% ADH

Zwarte bonen
Portie: 1 kop, gekookt
- Calorieën: 227
- vezels: 15g
- Eiwit: 15 g
- Magnesium: 30% ADH
- Foliumzuur: 64% ADH

Kikkererwten
Portie: 1 kop, gekookt
- Calorieën: 269
- vezels: 12 g
- Eiwit: 15 g
- Foliumzuur: 71% ADH
- IJzer: 26% ADH

Turkije (zonder vel, mager)
Portie: 3 oz, gekookt
- Calorieën: 135
- Eiwit: 25 g
- Verzadigd vet: 1 g
- Vitamine B6: 30% ADH

Gezonde vetten voor de gezondheid van het hart

Avocado
Portie: 1 medium
- Calorieën: 240
- vezels: 10 g
- Enkelvoudig onverzadigde vetten: 15 g
- Kalium: 15% ADH
- Vitamine E: 10% ADH

Olijfolie (Extra Vierge)
Portie: 1 eetlepel
- Calorieën: 120
- Enkelvoudig onverzadigde vetten: 10 g
- Vitamine E: 12% ADH
- Polyfenolen: (Antioxidanten die de gezondheid van het hart bevorderen)

Amandelen
Portie: 1 oz (~ 23 amandelen)
- Calorieën: 160
- vezels: 3,5 g
- Enkelvoudig onverzadigde vetten: 9 g
- Vitamine E: 37% ADH
- Magnesium: 19% ADH

Walnoten
Portie: 1 oz (~ 14 helften)
- Calorieën: 185

- vezels: 2g
- Omega-3-vetzuren: 2.500 mg
- Magnesium: 11% ADH
- Vitamine E: 2% ADH

Chia-zaden
Portie: 1 oz (~ 2 eetlepels)
- Calorieën: 140
- vezels: 11 g
- Omega-3-vetzuren: 5.000 mg
- Calcium: 18% ADH
- IJzer: 12% ADH

Lijnzaad
Portie: 1 oz (~ 2 eetlepels, gemalen)
- Calorieën: 110
- vezels: 8g
- Omega-3-vetzuren: 6.400 mg
- Magnesium: 27%

Zuivel en zuivelalternatieven voor de gezondheid van het hart

Magere melk (1%)
Portie: 1 kopje
- Calorieën: 100
- Eiwit: 8 g
- Calcium: 30% ADH
- Vitamine D: 25% ADH

Griekse yoghurt (vetarm, puur)
Portie: 1 kopje
- Calorieën: 120

- Eiwit: 22 g
- Calcium: 20% ADH
- Vitamine B12: 20% ADH

Amandelmelk (ongezoet)
Portie: 1 kopje
- Calorieën: 30
- Eiwit: 1 g
- Calcium: 30% ADH
- Vitamine D: 25% ADH

Cheddar Kaas (Vetarm)
Portie: 1 ons
- Calorieën: 110
- Eiwit: 7 g
- Calcium: 20% ADH
- Verzadigd vet: 5 g

Noten en zaden voor de gezondheid van het hart

Pistachenoten
Portie: 1 oz (~ 49 noten)
- Calorieën: 159
- vezel: 3g
- Vitamine B6: 25% ADH
- Magnesium: 8% ADH

Zonnebloempitten
Portie: 1 ons
- Calorieën: 160
- vezel: 3g
- Vitamine E: 37% ADH
- Selenium: 30% ADH

- (reeds vermeld in de sectie Gezonde vetten)

Peulvruchten voor de gezondheid van het hart

Bruine bonen
Portie: 1 kop, gekookt
- Calorieën: 225
- vezel: 11 g
- IJzer: 22% ADH
- Foliumzuur: 33% ADH

Erwten (Groen)
Portie: 1 kop, gekookt
- Calorieën: 125
- vezels: 9g
- Vitamine C: 97% ADH
- Vitamine K: 52% ADH

- (reeds vermeld in de sectie Lean Proteins)

Dranken voor de gezondheid van het hart

Groene thee
Portie: 1 kop, gebrouwen
- Calorieën: 2
- Catechines: 60-125 mg (antioxidanten)
- Polyfenolen: (hartbeschermend)

Ongezoete kruidenthee (kamille, pepermunt)
Portie: 1 kopje, gebrouwen
- Calorieën: 0
- Antioxidanten: Flavonoïden, polyfenolen

Hoofdstuk 2: Een hartvriendelijke voorraadkast bouwen

Essentiële boodschappenlijst

Het creëren van een hartvriendelijke voorraadkast is cruciaal voor het handhaven van een gezond voedingspatroon en het direct beschikbaar maken van voedzame keuzes. Door uw keuken te voorzien van de juiste ingrediënten, kunt u maaltijden bereiden die de gezondheid van uw hart bevorderen en tegelijkertijd ongezonde verleidingen op afstand houden. Hieronder vindt u een uitgebreide gids over hoe u uw voorraadkast kunt vullen met hartvriendelijke benodigdheden:

1. Volle granen

Volle granen zijn een uitstekende bron van vezels, die het cholesterol helpen verlagen en de gezondheid van het hart verbeteren. Ze zouden een basisbestanddeel van uw voorraadkast moeten vormen voor verschillende maaltijden.

- **Haver**: Geweldig voor ontbijt of snacks. Kies voor gewone, met staal gesneden of gerolde haver.

- **Quinoa**: Een compleet eiwit dat gebruikt kan worden in salades of als bijgerecht.

- **Bruine rijst**: Een vezelrijk alternatief voor witte rijst voor maaltijden.

- **Gerst**: Helpt het cholesterol te verlagen, perfect voor soepen en stoofschotels.

- **Volkoren Pasta:** Kies voor volkoren in plaats van geraffineerde pasta.

- **Boekweit**: Vezelrijk en kan gebruikt worden als meel of graan in recepten.

2. Hart-gezonde vetten

Gezonde vetten zoals enkelvoudig onverzadigde en meervoudig onverzadigde vetten verlagen het slechte cholesterolgehalte en ondersteunen de algehele gezondheid van het hart.

- **Extra vierge olijfolie:** Rijk aan enkelvoudig onverzadigde vetten en antioxidanten, te gebruiken bij het koken of bij saladedressing.

- **Avocado's**: Rijk aan hart-gezonde vetten, vezels en kalium. Houd vers of koop bevroren.

- **Noten (amandelen, walnoten, pistachenoten):** Boordevol gezonde vetten, eiwitten en vezels. Ideaal als tussendoortje of als toevoeging aan maaltijden.

- **Zaden (chia, lijnzaad):** Voeg toe aan smoothies of yoghurt voor een boost van omega-3 vetzuren en vezels.

3. Groenten

Groenten zijn van vitaal belang voor de gezondheid van het hart vanwege hun hoge gehalte aan vezels, vitamines en antioxidanten. Zorg voor verse, bevroren of ingeblikte (natriumarme) opties.

- **Bladgroenten (spinazie, boerenkool):** Rijk aan vezels, antioxidanten en essentiële vitamines. Ze kunnen worden gebruikt in salades, soepen of smoothies.

- **Kruisbloemige groenten (broccoli, bloemkool):** Rijk aan vezels en vitamine C. Ideaal om te braden, te stomen of toe te voegen aan ovenschotels.

- **Tomaten**: Een bron van lycopeen en vitamine C. Gebruik in sauzen, soepen of salades.

- **Paprika's:** Ze zitten boordevol vitamine C en vezels en zijn veelzijdig in veel gerechten.

- **Wortelen**: Rijk aan bètacaroteen en vezels, perfect als tussendoortje of om te koken.

4. Magere eiwitten

Het opnemen van magere eiwitbronnen is essentieel voor het opbouwen van spieren, het verlagen van cholesterol en het ondersteunen van de gezondheid van het hart.

- **Kipfilet zonder vel**: Een magere eiwitbron voor maaltijden.

- **Vis (zalm, makreel, tonijn):** Rijk aan omega-3-vetzuren, die ontstekingen verminderen en de gezondheid van het hart verbeteren. Voorraad bevroren of ingeblikt in water.

- **Tofu en Tempeh:** Plantaardige eiwitbronnen, ideaal voor vegetarische maaltijden.

- **Peulvruchten (linzen, kikkererwten, zwarte bonen):** Deze bevatten veel vezels, eiwitten en mineralen en kunnen worden gebruikt in soepen, salades en stoofschotels.

- **Eieren (vooral eiwitten):** Een veelzijdige en magere eiwitoptie.

5. Zuivel en alternatieven

Vetarme of zuivelalternatieven ondersteunen de gezondheid van het hart zonder een hoog gehalte aan verzadigd vet.

- **Magere yoghurt**: Rijk aan calcium en probiotica, ideaal als tussendoortje of ontbijt.

- **Amandelmelk/magere melk**: Kies ongezoete amandelmelk of magere zuivel voor drankjes en koken.

- **Magere kaas (Cheddar, Feta):** Gebruik het spaarzaam, maar het kan smaak toevoegen aan verschillende maaltijden.

6. Specerijen en smaakmakers

Smaakvolle specerijen en kruiden kunnen de behoefte aan overmatig zout en suiker vervangen, wat een negatieve invloed heeft op de gezondheid van het hart.

- **Knoflook**: Ondersteunt de cardiovasculaire gezondheid door de bloeddruk en het cholesterol te verlagen.

- **Kurkuma**: Heeft ontstekingsremmende eigenschappen.

- **Kaneel**: Kan helpen de bloedsuikerspiegel en het cholesterolgehalte te verlagen.

- **Peper, Paprika, Komijn:** Deze voegen smaak toe zonder toevoeging van natrium.

- **Kruiden (Basilicum, Peterselie, Tijm):** Vers of gedroogd, deze kunnen op natuurlijke wijze de smaak van uw gerechten versterken.

7. Hart-gezonde snacks

Door hartvriendelijke snacks bij de hand te houden, kun je ongezonde trek in bedwang houden.

- **Ongezouten noten**: Amandelen, walnoten en pistachenoten zijn goede opties.

- **Hummus met Groenten**: Een eiwitrijke snack met vezels en gezonde vetten.

- **Popcorn (met lucht gepoft):** Een volkoren snack met weinig calorieën en veel vezels .

Volg deze hart-gezonde winkeltips bij het aanvullen van uw voorraadkast:

- **Controleer etiketten**: Zoek naar opties met een laag natriumgehalte, weinig verzadigd vet en vezelrijk voedsel.

- **Kies vers of bevroren**: Verse groenten en fruit zijn ideaal, maar diepvriesversies zonder toegevoegde sauzen of suiker zijn uitstekende alternatieven.

- **Vermijd transvetten**: Sla voedingsmiddelen over die gehydrogeneerde oliën of transvetten bevatten, omdat deze het risico op hart- en vaatziekten verhogen.

Een goed gevulde, hartvriendelijke voorraadkast zorgt ervoor dat gezonde ingrediënten altijd binnen handbereik zijn, waardoor het gemakkelijker wordt om maaltijden te bereiden die uw hart beschermen en het algehele welzijn bevorderen.

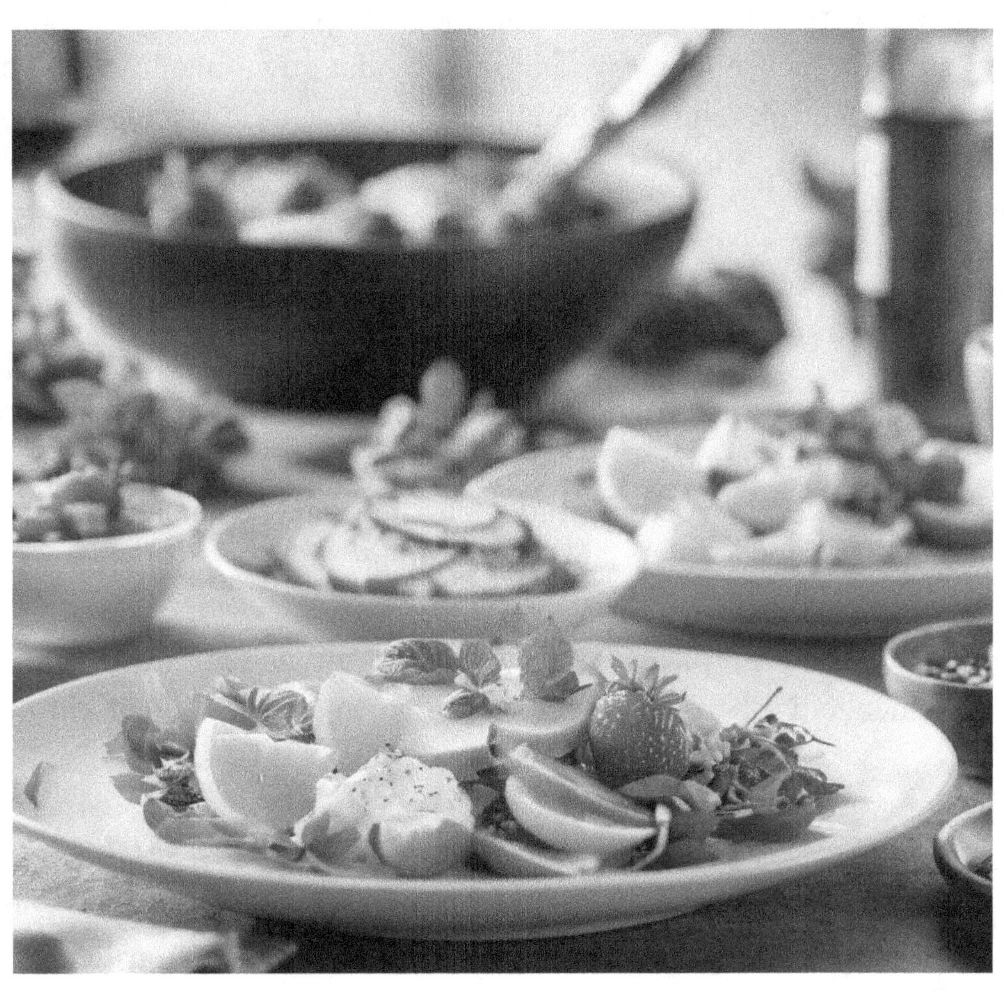

Hoofdstuk 3: Tips voor een gezonde maaltijdplanning

Het plannen van hart-gezonde maaltijden hoeft niet ingewikkeld te zijn. Een paar essentiële strategieën zullen ervoor zorgen dat uw maaltijden voedzaam, evenwichtig en heerlijk zijn en tegelijkertijd de cardiovasculaire gezondheid bevorderen. Hieronder vindt u enkele tips die u kunnen helpen bij uw maaltijdplanning:

1. Focus op volwaardige voeding

Centreer uw maaltijden rond volledig, minimaal bewerkt voedsel. Kies voor verse groenten, fruit, volle granen, magere eiwitten en gezonde vetten. Vermijd voorverpakte of bewerkte voedingsmiddelen die vaak een hoog natriumgehalte, ongezonde vetten en toegevoegde suikers bevatten.

- Voorbeeld: Plan in plaats van maaltijden in dozen maaltijden met een verscheidenheid aan verse groenten, quinoa en gegrilde vis of kip.

2. Gebruik hart-gezonde kookmethoden

Kies kookmethoden waarbij voedingsstoffen behouden blijven en het gebruik van ongezonde vetten tot een minimum wordt beperkt. Stomen, grillen, braden en bakken verdienen de voorkeur boven frituren. Het gebruik van minimale olie en het kiezen voor gezondere oliën zoals olijfolie kan de inname van verzadigd vet helpen verminderen.

- Voorbeeld: Bak zalm met een scheutje olijfolie, citroensap en kruiden in plaats van hem in boter te bakken.

3. Portiecontrole en uitgebalanceerde borden

Portiecontrole speelt een cruciale rol bij de gezondheid van het hart. Je bord moet als volgt worden verdeeld:

De helft van de bord gevuld met groenten en fruit.

Een kwart met magere eiwitten.

Een kwart met volle granen.

- Voorbeeld: Een maaltijd kan bestaan uit gestoomde broccoli, gegrilde kipfilet en wat bruine rijst.

4. Voeg vezelrijk voedsel toe

vezels helpen het cholesterol te verlagen en de spijsvertering te verbeteren, die beide gunstig zijn voor de gezondheid van het hart. Streef naar een verscheidenheid aan vezelrijke voedingsmiddelen, zoals haver, peulvruchten, volle granen, groenten en fruit.

- Voorbeeld: Voeg linzen toe aan soepen of salades voor een vezelboost, of kies voor havermout als ontbijt met verse bessen.

5. Plan voor Omega-3 vetzuren

Het opnemen van hart-gezonde omega-3-vetzuren in uw maaltijdplan is essentieel voor het verminderen van ontstekingen en het ondersteunen van de cardiovasculaire functie. Vette vis zoals zalm, makreel en sardines moeten minstens twee keer per week op je menu staan.

- Voorbeeld: Maak een zalm-avocadosalade, of neem gegrilde makreel met geroosterde groenten.

6. Verminder de natriuminname

Natrium kan de bloeddruk verhogen, waardoor het risico op hartziekten toeneemt. Gebruik bij het plannen van maaltijden verse kruiden en specerijen als smaakmaker in plaats van zout, en kies natriumarme versies van verpakte artikelen.

- Voorbeeld: Breng geroosterde groenten op smaak met knoflook, rozemarijn en een scheutje citroen in plaats van zout toe te voegen.

7. Plan maaltijden rond seizoensproducten

Seizoensfruit en -groenten smaken niet alleen beter, maar bevatten ook meer voedingsstoffen. Door seizoensproducten in uw maaltijdplan op te nemen, kunt u de variatie vergroten en het hele jaar door verschillende vitamines en mineralen leveren.

- Voorbeeld: Verwerk in de zomer tomaten, courgettes en perziken in uw maaltijden, terwijl u zich in de winter concentreert op pompoen, boerenkool en citrusvruchten.

8. Bereid je voor op gemak

Drukke schema's kunnen het moeilijk maken om vast te houden aan hart-gezond eten. Plan maaltijden voor de week en bereid de ingrediënten van tevoren voor. Dit kan betekenen dat u groenten moet hakken, granen moet koken of zelfs volledige maaltijden in bulk moet bereiden die u voor later kunt bewaren.
- Voorbeeld: Maak aan het begin van de week een portie quinoa en gegrilde kip om de hele week te gebruiken in salades, wraps of kommen.

9. Beperk toegevoegde suikers

Een hoog gehalte aan toegevoegde suikers draagt bij aan gewichtstoename en een verhoogd risico op hartziekten. Kies voor natuurlijke bronnen van zoetheid, zoals fruit, en vermijd suikerhoudende dranken, desserts en bewerkte snacks.

- Voorbeeld: Neem in plaats van met suiker beladen mueslirepen een handvol amandelen en een stuk vers fruit.

10. Hydrateer slim

Een goede hydratatie is essentieel voor de algehele gezondheid, maar wat u drinkt is belangrijk. Kies water of ongezoete kruidenthee boven suikerhoudende dranken en frisdrank.

- Voorbeeld: Voeg water toe met schijfjes citroen of komkommer voor extra smaak zonder suiker

Door deze hartgezonde maaltijdplanningstips te volgen, kunt u maaltijden creëren die niet alleen heerlijk smaken, maar ook uw hart beschermen. Een doordachte maaltijdplanning is een effectieve manier om uw dieet onder controle te houden en veranderingen op de lange termijn aan te brengen voor een betere gezondheid van het hart.

14-daags hart-gezond maaltijdplan

Dit maaltijdplan voor twee weken is ontworpen om uw reis naar een hart-gezond dieet te vereenvoudigen. Elke dag concentreert zich op voedselrijk voedsel dat de cardiovasculaire gezondheid ondersteunt, met een balans tussen vezels, magere eiwitten, gezonde vetten en minimaal toegevoegde suikers of natrium. U kunt maaltijden mixen en matchen op basis van uw voorkeuren.

Dag 1

- Ontbijt: Havermout gegarneerd met verse bessen en chiazaden

- Lunch: Quinoasalade met spinazie, tomaten en avocado

- Diner: Gegrilde zalm met gestoomde broccoli en bruine rijst

- Tussendoortje: Appelschijfjes met amandelboter

- Smoothie: Smoothie van spinazie, banaan en lijnzaad

Dag 2

- Ontbijt: Roerei met gebakken spinazie en volkoren toast

- Lunch: Linzensoep met volkorenbrood

- Diner: Gebakken kipfilet met geroosterde zoete aardappelen en sperziebonen

- Tussendoortje: Handvol ongezouten amandelen

- Smoothie: Smoothie van bosbessen, amandelmelk en haver

Dag 3

- Ontbijt: Volkoren toast met avocado en gepocheerd ei

- Lunch: Wrap met kalkoen en avocado met gemengde groenten

- Diner: Gegrilde garnalenroerbak met quinoa en gemengde groenten

- Tussendoortje: Wortelsticks met hummus

- Smoothie: Smoothie van ananas, spinazie en chiazaad

Dag 4

- Ontbijt: Griekse yoghurt met walnoten en honing

- Lunch: Tonijnsalade met olijfolie en citroendressing, geserveerd op volkoren crackers

- Diner: Gebakken kabeljauw met quinoa en een kant van geroosterde spruitjes

- Tussendoortje: Gesneden komkommer en paprika met tzatziki-dip

- Smoothie: Smoothie van boerenkool, appel en gember

Dag 5

- Ontbijt: Staalgesneden haver met gesneden banaan en amandelboter

- Lunch: Kikkererwten-komkommersalade met olijfolie en citroen

- Diner: Gegrilde kalkoenfilet met gebakken boerenkool en wilde rijst

- Tussendoortje: popcorn met luchtpop (licht gekruid)

- Smoothie: Smoothie van aardbei, lijnzaad en amandelmelk

Dag 6

- Ontbijt: Volkorenpannenkoekjes met bosbessen en Griekse yoghurt

- Lunch: Zwarte bonensoep met plakjes avocado

- Diner: Gegrilde makreel met een kant van geroosterde courgette en quinoa

- Tussendoortje: Stengels bleekselderij met pindakaas

- Smoothie: Smoothie van mango, sinaasappel en spinazie

Dag 7

- Ontbijt: Smoothiekom met gemengde bessen, spinazie en lijnzaad

- Lunch: Volkoren wrap met kalkoen en spinazie en wortelstokjes

- Diner: Gebakken kip met geroosterde pompoen en gestoomde asperges

- Tussendoortje: Gemengde noten (ongezouten)

- Smoothie: Smoothie van frambozen, amandelmelk en chiazaad

Dag 8

- Ontbijt: Overnight oats met lijnzaad en aardbeien

- Lunch: Gegrilde groentewrap met hummus

- Diner: Gebakken zalm met zoete aardappelpuree en gebakken spinazie

- Tussendoortje: Perenschijfjes met kwark

- Smoothie: Smoothie van appel, boerenkool en komkommer

Dag 9

- Ontbijt: roerei met tomaten en volkoren toast

- Lunch: Quinoasalade met kikkererwten, komkommers en olijfoliedressing

- Diner: Gegrilde kalkoen met geroosterde wortelen en bruine rijst

- Tussendoortje: Griekse yoghurt met gemengde bessen

- Smoothie: Smoothie van spinazie, avocado en limoen

Dag 10

- Ontbijt: Griekse yoghurtparfait met haver en gemengde bessen

- Lunch: Linzen- en spinaziesoep met volkoren crackers

- Diner: Gegrilde garnalentaco's met koolsla en avocado

- Tussendoortje: Handvol walnoten

- Smoothie: Smoothie van ananas, komkommer en lijnzaad

Dag 11

- Ontbijt: Volkoren toast met amandelboter en gesneden banaan

- Lunch: Gegrilde kipsalade met olijfoliedressing en volkorenbrood

- Diner: Gebakken kabeljauw met geroosterde groenten en quinoa

- Tussendoortje: Babyworteltjes met hummus

- Smoothie: smoothie met perzik, amandelmelk en spinazie

Dag 12

- Ontbijt: Havermout met chiazaden, walnoten en bosbessen

- Lunch: Tonijnsalade met olijfolie, geserveerd op volkorenbrood

- Diner: Gegrilde kalkoen met wilde rijst en gebakken boerenkool

- Tussendoortje: Gesneden komkommer met tzatziki-dip

- Smoothie: Smoothie van aardbei, avocado en lijnzaad

Dag 13

- Ontbijt: Volkoren toast met avocado en gepocheerd ei

- Lunch: Salade van zwarte bonen en quinoa met limoendressing

- Diner: Gegrilde makreel met geroosterde spruitjes en bruine rijst

- Tussendoortje: Handvol amandelen

- Smoothie: Smoothie van frambozen, spinazie en amandelmelk

Dag 14

- Ontbijt: Griekse yoghurt met honing, walnoten en haver

- Lunch: Kikkererwtensalade met komkommers en citroendressing

- Diner: Gegrilde zalm met zoete aardappel en gebakken spinazie

- Tussendoortje: Appelschijfjes met amandelboter

- Smoothie: Smoothie van ananas, boerenkool en gember

Ontbijt

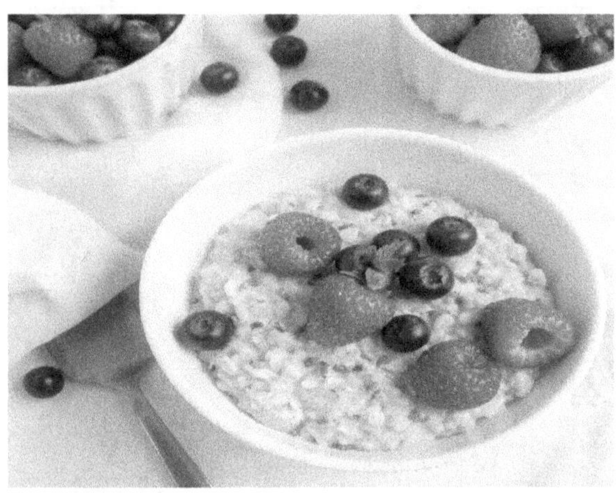

Havermout met bessen en chiazaden

- **Portiegrootte**: 1 kom
- **Voorbereidingstijd:** 10 minuten

Ingrediënten:
- ½ kopje gerolde haver
- 1 kopje amandelmelk
- 1 eetlepel chiazaad
- ¼ kopje gemengde bessen (aardbeien, bosbessen, frambozen)
- 1 theelepel honing (optioneel)

Routebeschrijving:
1. Kook de haver in amandelmelk op middelhoog vuur gedurende 5 minuten, onder regelmatig roeren.
2. Voeg chiazaad toe en roer.

3. Bestrooi met bessen en besprenkel indien gewenst met honing.

Voedingsinformatie (per portie):
- Calorieën: 230
- vezel: 8g
- Eiwit: 6 g
- Vet: 7 g (voornamelijk gezonde vetten)
- Koolhydraten: 36 g
- Vitamine C: 15% ADH

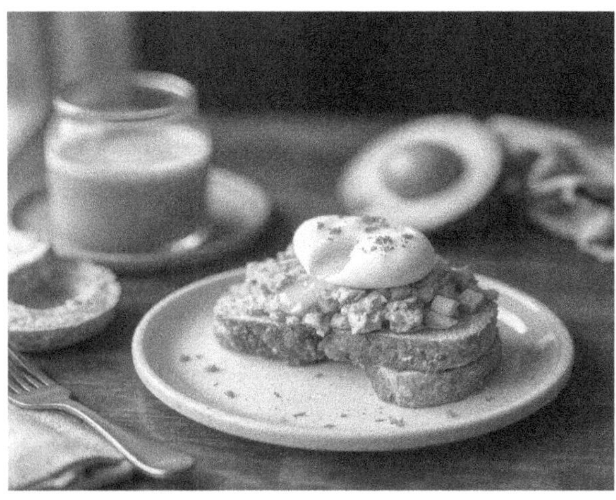

Avocadotoast met gepocheerd ei

- **Portiegrootte**: 1 plak
- **Voorbereidingstijd**: 10 minuten

Ingrediënten:
- 1 sneetje volkorenbrood
- ½ rijpe avocado, gepureerd
- 1 groot ei (gepocheerd)
- 1 theelepel citroensap
- Snufje zout en peper

Routebeschrijving:

1. Rooster het brood en verdeel er de geprakte avocado gemengd met citroensap over.
2. Pocheer het ei gedurende 3-4 minuten en plaats het op de avocadotoost.
3. Breng op smaak met zout en peper.

Voedingsinformatie (per portie):

- Calorieën: 290
- vezel: 8g
- Eiwit: 11 g
- Vet: 19 g (gezonde vetten uit avocado)
- Koolhydraten: 24 g
- Vitamine E: 15% ADH

Chiazaadpudding

- **Portiegrootte:** 1
- **Voorbereidingstijd**: 5 minuten (plus 4 uur om in te stellen)

Ingrediënten:

- 3 eetlepels chiazaad
- 1 kopje ongezoete amandelmelk
- 1 theelepel honing of ahornsiroop
- ½ theelepel vanille-extract
- Verse bessen voor de topping

Routebeschrijving:

1. Meng in een pot chiazaden, amandelmelk, honing en vanille.
2. Roer goed, dek af en zet minimaal 4 uur of een nacht in de koelkast.
3. Roer voor het serveren en garneer met verse bessen.

Voedingsinformatie (per portie):

- Calorieën: 180
- Vezels: 12 g
- Eiwit: 5 g
- Vet: 8 g
- Koolhydraten: 15 g

Avocadotoast met gerookte zalm

- **Portiegrootte**: 1
- **Voorbereidingstijd:** 5 minuten

Ingrediënten:

- 1 sneetje volkorenbrood, geroosterd
- ½ rijpe avocado, gepureerd
- 2 ons gerookte zalm
- 1 theelepel citroensap
- Verse dille (optioneel)
- Zwarte peper naar smaak

Routebeschrijving:

- Verdeel de gepureerde avocado op geroosterd brood.
- Voeg citroensap toe en beleg met gerookte zalm.
- Bestrooi het met verse dille en zwarte peper.

Voedingsinformatie (per portie):

- Calorieën: 250
- Vezels: 7 g
- Eiwit: 13 g
- Vet: 18 g
- Koolhydraten: 20 g

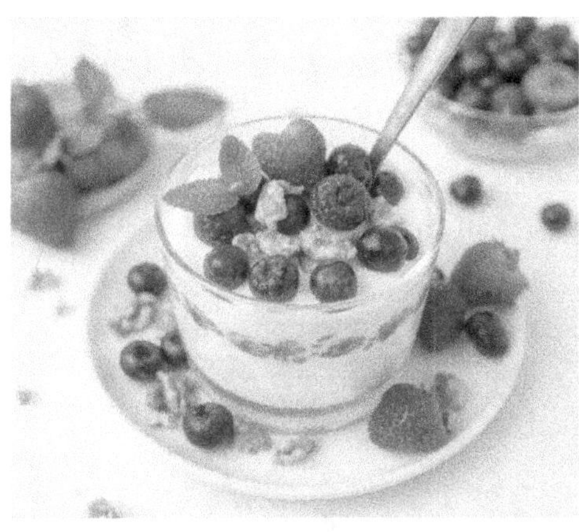

Griekse yoghurtparfait met walnoten en bessen

- **Portiegrootte:** 1 perfect
- **Voorbereidingstijd**: 5 minuten

Ingrediënten:
- 1 kopje magere Griekse yoghurt
- ¼ kopje gemengde bessen (bosbessen, frambozen)
- 1 eetl gehakte walnoten
- 1 eetlepel chiazaad
- 1 theelepel honing (optioneel)

Routebeschrijving:
1. Leg in een glas Griekse yoghurt, bessen en gehakte walnoten.
2. Voeg chiazaad toe en besprenkel indien gewenst met honing.
3. Gekoeld serveren.

Voedingsinformatie (per portie):
- Calorieën: 200
- vezel: 6g
- Eiwit: 16 g
- Vet: 8 g
- Koolhydraten: 19 g
- Calcium: 20% ADH

Havermout met amandelboter en bananen

- **Portiegrootte:** 1
- **Voorbereidingstijd**: 5 minuten
- **Kooktijd:** 5 minuten

Ingrediënten:

- ½ kopje gerolde haver
- 1 kopje ongezoete amandelmelk (of water)
- 1 eetl amandelboter
- 1 banaan, in plakjes gesneden
- 1 theelepel honing (optioneel)
- Snufje kaneel (optioneel)

Routebeschrijving:

- Kook de haver in amandelmelk op middelhoog vuur tot het zacht is (ongeveer 5 minuten).
- Roer de amandelboter en kaneel erdoor.
- Beleg met plakjes banaan en besprenkel met honing.

Voedingsinformatie (per portie):

- Calorieën: 310
- Vezels: 7 g
- Eiwit: 8 g
- Vet: 11 g
- Koolhydraten: 45 g

Veggie Scramble

- **Portiegrootte**: 1
- **Voorbereidingstijd**: 5 minuten
- **Kooktijd:** 5 minuten

Ingrediënten:

- 2 grote eieren (of 4 eiwitten)
- 1 kopje spinazie
- ¼ kopje paprika, in blokjes gesneden
- ¼ kopje uien, in blokjes gesneden
- 1 theelepel olijfolie
- 1 eetlepel magere fetakaas (optioneel)
- Zwarte peper, naar smaak

Routebeschrijving:

1. Verhit olijfolie in een koekenpan. Fruit de uien, paprika en spinazie tot ze zacht zijn.
2. Voeg de losgeklopte eieren toe en kook tot het roerei is.
3. Bestrooi met fetakaas en zwarte peper.

Voedingsinformatie (per portie):

- Calorieën: 210
- Vezels: 2 g
- Eiwit: 14 g
- Vet: 14 g
- Koolhydraten: 5 g

Spinazie en Feta Eiwit Scramble

- **Portiegrootte**: 1 bord
- **Voorbereidingstijd**: 10 minuten

Ingrediënten:

- 3 grote eiwitten
- 1 kop verse spinazie
- ¼ kopje verkruimelde fetakaas
- 1 theelepel olijfolie

- Snufje zout en peper

Routebeschrijving:
1. Verhit olijfolie in een pan op middelhoog vuur en bak de spinazie gedurende 2 minuten.
2. Voeg de eiwitten toe en roer 3-4 minuten.
3. Voeg fetakaas toe en breng op smaak met zout en peper. Serveer warm.

Voedingsinformatie (per portie):
- Calorieën: 180
- vezel: 2g
- Eiwit: 17 g
- Vet: 10 g (gezonde vetten)
- Koolhydraten: 3 g
- IJzer: 12% ADH

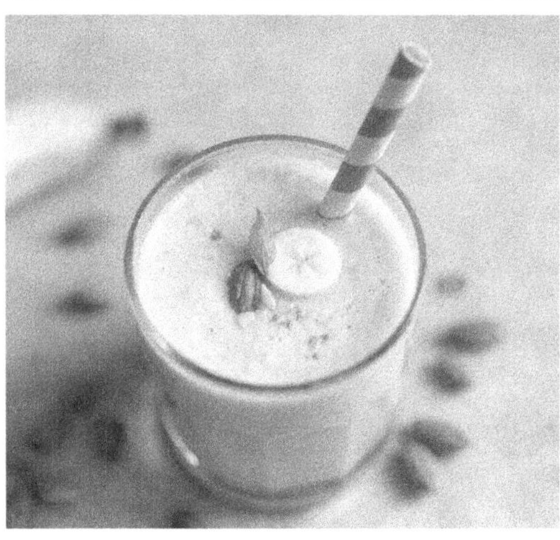

Banaan- en amandelboter-smoothie

- **Portiegrootte**: 1 glas
- **Voorbereidingstijd**: 5 minuten

Ingrediënten:
- 1 middelgrote banaan
- 1 eetl amandelboter

- 1 kopje ongezoete amandelmelk
- 1 theelepel chiazaad
- 1 theelepel honing (optioneel)

Routebeschrijving:

1. Meng banaan, amandelboter, amandelmelk en chiazaden tot een gladde massa.
2. Voeg indien gewenst honing toe en serveer gekoeld.

Voedingsinformatie (per portie):

- Calorieën: 250
- vezel: 6g
- Eiwit: 7 g
- Vet: 12 g (gezonde vetten)
- Koolhydraten: 32 g
- Kalium: 15% ADH

Lunch

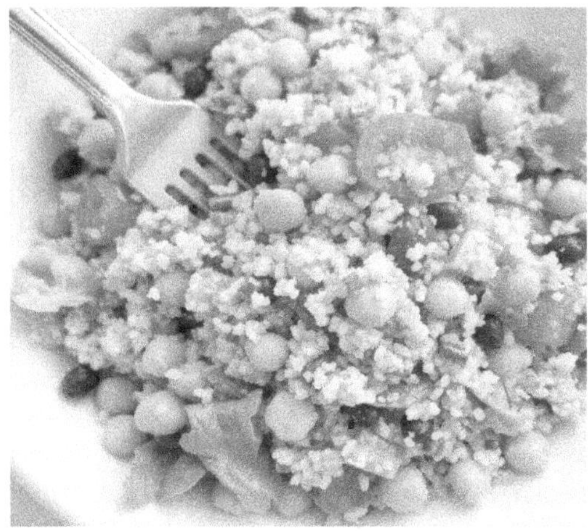

Quinoasalade met kikkererwten en groenten

- **Portiegrootte**: 1 kom
- **Voorbereidingstijd**: 15 minuten

Ingrediënten:
- 1 kopje gekookte quinoa
- ½ kopje kikkererwten uit blik, gespoeld en uitgelekt
- ½ kopje in blokjes gesneden komkommer
- ½ kopje gehalveerde kerstomaatjes
- ¼ kopje in blokjes gesneden rode ui
- 2 eetlepels olijfolie
- 1 eetl. citroensap
- Zout en peper naar smaak
- Verse peterselie ter garnering

Routebeschrijving:
1. Meng quinoa, kikkererwten, komkommer, tomaten en ui in een grote kom.

2. Besprenkel met olijfolie en citroensap; breng op smaak met zout en peper.

3. Meng om te combineren en garneer met peterselie voordat je het serveert.

Voedingsinformatie (per portie):

- Calorieën: 300
- vezels: 9g
- Eiwit: 10 g
- Vet: 12 g
- Koolhydraten: 45 g
- IJzer: 15% ADH

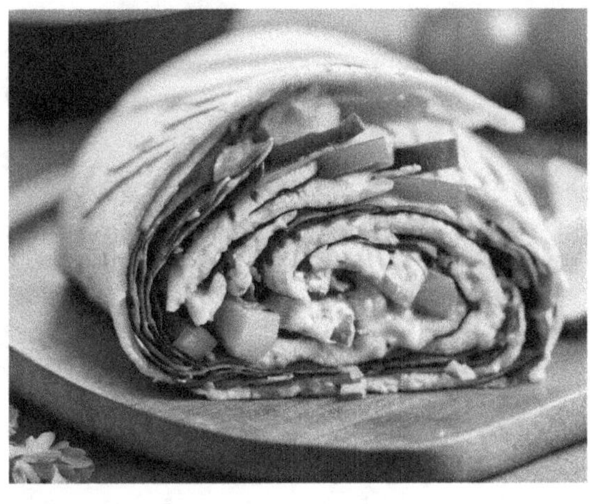

Wrap met kalkoen en spinazie

- **Portiegrootte**: 1 omslag
- **Voorbereidingstijd**: 10 minuten

Ingrediënten:

- 1 volkoren wrap
- 3 oz gesneden kalkoenfilet (natriumarm)
- 1 kop verse spinazie
- ¼ avocado, in plakjes gesneden
- 1 eetl hummus
- 1 plakje tomaat

- Zout en peper naar smaak

Routebeschrijving:
1. Verdeel de hummus over de wrap.
2. Laag kalkoen, spinazie, avocado en tomaat.
3. Breng op smaak met peper en zout, rol het strak op en snijd het doormidden.

Voedingsinformatie (per portie):
- Calorieën: 280
- vezel: 7g
- Eiwit: 22 g
- Vet: 10 g
- Koolhydraten: 30 g
- Vitamine A: 30% ADH

Mediterrane quiche

- **Portiegrootte**: 6 plakjes
- **Voorbereidingstijd**: 15 minuten
- **Kooktijd**: 35 minuten

Ingrediënten:
- 1 volkoren taartbodem (gekocht of zelfgemaakt)
- 4 grote eieren
- 1 kopje ongezoete amandelmelk
- 1 kopje babyspinazie, gehakt
- ½ kopje kerstomaatjes, gehalveerd
- ¼ kopje rode ui, in blokjes gesneden
- ¼ kopje verkruimelde fetakaas
- 1 eetlepel olijfolie
- Zout en peper, naar smaak

Routebeschrijving:
1. Verwarm de oven voor op 175°C.

2. Fruit in een pan de uien en spinazie in olijfolie tot ze zacht zijn.
3. Klop de eieren en amandelmelk samen in een kom. Voeg gebakken groenten, tomaten en fetakaas toe.
4. Giet het mengsel in de taartbodem en bak 30-35 minuten tot het stevig is.

Voedingsinformatie (per plak):
- Calorieën: 190
- Vezels: 3g
- Eiwit: 9 g
- Vet: 11 g
- Koolhydraten: 12 g

Kom met zoete aardappel en zwarte bonen

- **Portiegrootte**: 1
- **Voorbereidingstijd**: 10 minuten
- **Kooktijd**: 25 minuten

Ingrediënten:
- 1 middelgrote zoete aardappel, in blokjes gesneden
- ½ kopje zwarte bonen (ingeblikt, gespoeld)
- ¼ avocado, in plakjes gesneden
- 1 eetlepel olijfolie
- ¼ theelepel komijn
- ¼ theelepel paprikapoeder
- 1 eetl limoensap
- Verse koriander voor garnering

Routebeschrijving:
1. Verwarm de oven voor op 200 °C. Meng de zoete aardappelen met olijfolie, komijn en paprikapoeder. Rooster gedurende 20-25 minuten.
2. Combineer geroosterde zoete aardappelen, zwarte bonen, avocado en limoensap in een kom.
3. Garneer met koriander en serveer.

Voedingsinformatie (per portie):

- Calorieën: 350
- Vezels: 14 g
- Eiwit: 10 g
- Vet: 15 g
- Koolhydraten: 45 g

Linzensoep

- Portiegrootte: 1 kom
- Voorbereidingstijd: 20 minuten

Ingrediënten:

- 1 kop gedroogde linzen, afgespoeld
- 1 middelgrote ui, gehakt
- 2 wortels, in blokjes gesneden
- 2 stengels bleekselderij, in blokjes gesneden
- 4 kopjes groentebouillon
- 1 theelepel komijn
- Zout en peper naar smaak
- 1 eetlepel olijfolie

Routebeschrijving:

1. Verhit olijfolie in een pan op middelhoog vuur. Voeg ui, wortels en selderij toe; sauteren tot ze zacht zijn.
2. Voeg linzen, bouillon, komijn, zout en peper toe; breng aan de kook.
3. Zet het vuur lager en laat 20 minuten sudderen, of tot de linzen gaar zijn.

Voedingsinformatie (per portie):

- Calorieën: 230
- vezels: 12 g
- Eiwit: 15 g
- Vet: 5 g
- Koolhydraten: 35 g

- Foliumzuur: 20% ADH

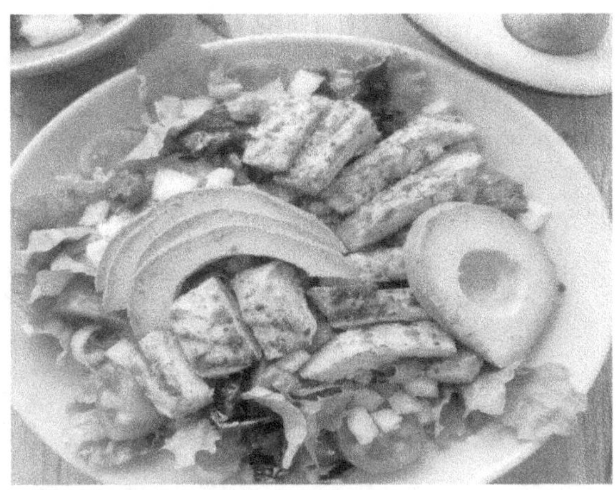

Gegrilde Kipsalade Met Avocado

- **Portiegrootte**: 1 salade
- **Voorbereidingstijd**: 15 minuten

Ingrediënten:
- 4 oz gegrilde kipfilet, in plakjes gesneden
- 2 kopjes gemengde groenten (spinazie, rucola, enz.)
- ½ avocado, in plakjes gesneden
- ¼ kopje kerstomaatjes, gehalveerd
- 2 eetlepels balsamicovinaigrette

Routebeschrijving:
1. Meng in een grote kom gemengde groenten, avocado en kerstomaatjes.
2. Beleg met gesneden gegrilde kip en besprenkel met balsamicovinaigrette.
3. Meng voorzichtig voordat u het serveert.

Voedingsinformatie (per portie):
- Calorieën: 350
- vezels: 10 g
- Eiwit: 30 g
- Vet: 20 g (gezonde vetten uit avocado)

- Koolhydraten: 10 g
- Vitamine C: 25% ADH

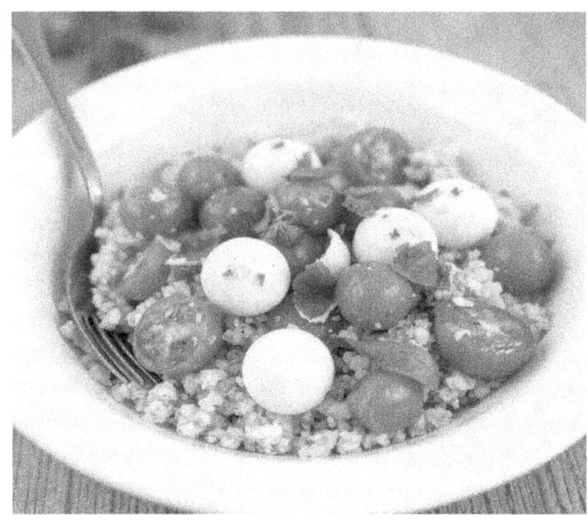

- **Portiegrootte:** 1 kom
- **Voorbereidingstijd:** 15 minuten

Ingrediënten:
- 1 kopje gekookte quinoa
- ½ kopje kerstomaatjes, gehalveerd
- ½ kopje verse mozzarellaballetjes
- Verse basilicumblaadjes
- 2 eetlepels balsamicoglazuur
- Zout en peper naar smaak

Routebeschrijving:
1. Meng in een kom gekookte quinoa, kerstomaatjes, mozzarella en basilicum.
2. Besprenkel met balsamicoglazuur en breng op smaak met zout en peper.
3. Voor het serveren voorzichtig omscheppen.

Voedingsinformatie (per portie):
- Calorieën: 320

- vezel: 6g
- Eiwit: 14 g
- Vet: 15 g
- Koolhydraten: 36 g
- Calcium: 20% ADH

Diner

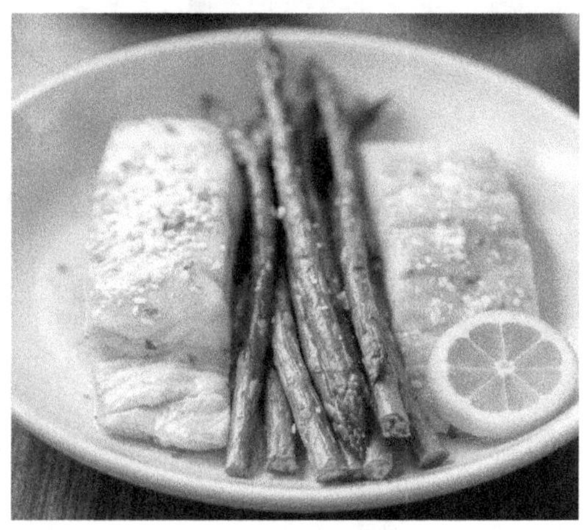

Gebakken zalm met asperges

- **Portiegrootte**: 1 filet met asperges
- **Voorbereidingstijd**: 15 minuten
- **Kooktijd:** 15 minuten

Ingrediënten:
- 1 (6 oz) zalmfilet
- 1 kopje asperges, bijgesneden
- 1 eetlepel olijfolie
- 1 citroen (sap en schil)
- Zout en peper naar smaak

Routebeschrijving:

1. Verwarm de oven voor op 200 °C.
2. Leg de zalm en asperges op een bakplaat. Besprenkel met olijfolie, citroensap, schil, zout en peper.
3. Bak gedurende 15 minuten of tot de zalm gemakkelijk uit elkaar valt met een vork.

Voedingsinformatie (per portie):

- Calorieën: 350
- vezel: 3g
- Eiwit: 34 g
- Vet: 20 g (gezonde vetten)
- Koolhydraten: 5 g
- Omega-3-vetzuren: 2.200 mg

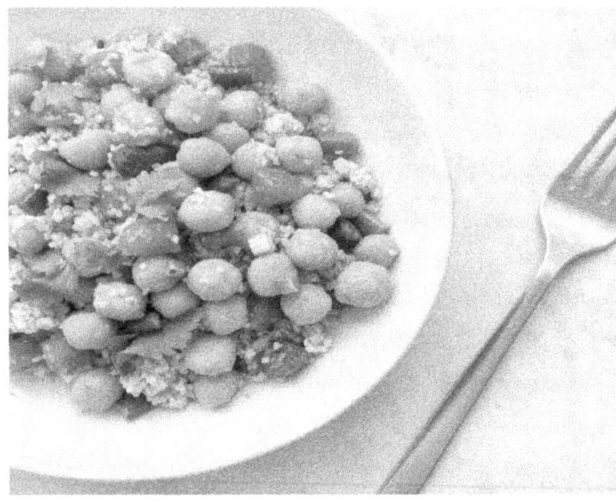

Roerbak Kikkererwten Met Quinoa

- **Portiegrootte**: 1 kom
- **Voorbereidingstijd:** 10 minuten
- **Kooktijd**: 10 minuten

Ingrediënten:
- 1 kopje gekookte quinoa
- 1 blik kikkererwten (15 oz), uitgelekt en afgespoeld
- 1 kopje gemengde paprika, in plakjes gesneden
- 1 kopje spinazie
- 2 eetlepels sojasaus (natriumarm)
- 1 eetl sesamolie
- 1 theelepel knoflookpoeder

Routebeschrijving:
1. Verhit sesamolie in een grote koekenpan op middelhoog vuur. Voeg de paprika toe en bak 5 minuten.
2. Roer de kikkererwten, spinazie, sojasaus en knoflookpoeder erdoor; kook nog 5 minuten tot het gaar is.
- Serveer overgekookte quinoa.

Voedingsinformatie (per portie):
- Calorieën: 400
- vezels: 12 g
- Eiwit: 15 g
- Vet: 10 g
- Koolhydraten: 60 g
- IJzer: 20% ADH

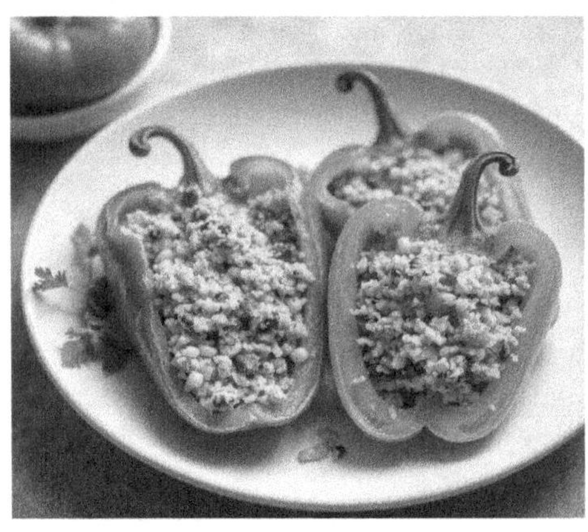

Gevulde Paprika's

- **Portiegrootte**: 1 peper
- **Voorbereidingstijd**: 15 minuten
- **Kooktijd:** 30 minuten

Ingrediënten:
- 4 paprika's (elke kleur)
- 1 kopje gekookte bruine rijst
- 1 blikje zwarte bonen (15 oz), uitgelekt en afgespoeld
- 1 kopje maïs (vers of bevroren)
- 1 theelepel komijn
- 1 theelepel chilipoeder
- ½ kopje salsa

Routebeschrijving:
1. Verwarm de oven voor op 190°C.
2. Snij het kapje van de paprika's en verwijder de zaadlijsten. Meng rijst, zwarte bonen, maïs, komijn, chilipoeder en salsa in een kom.
3. Vul elke paprika met het mengsel en plaats deze in een ovenschaal. Dek af met folie en bak gedurende 30 minuten.

Voedingsinformatie (per portie):
- Calorieën: 280
- vezels: 10 g
- Eiwit: 10 g

- Vet: 2 g
- Koolhydraten: 54 g
- Vitamine C: 150% ADH

Courgette Noedels Met Tomatensaus

- **Portiegrootte**: 1 kom
- **Voorbereidingstijd**: 10 minuten
- **Kooktijd**: 15 minuten

Ingrediënten:
- 2 middelgrote courgettes, spiraalvormig
- 1 kopje ingeblikte geplette tomaten
- 1 teentje knoflook, fijngehakt
- 1 eetlepel olijfolie
- 1 theelepel gedroogde basilicum
- Zout en peper naar smaak
- Geraspte Parmezaanse kaas (optioneel)

Routebeschrijving:
1. Verhit olijfolie in een koekenpan op middelhoog vuur. Voeg knoflook toe en bak 1 minuut.
2. Roer de geplette tomaten, basilicum, zout en peper erdoor; laat 10 minuten sudderen.
3. Voeg de courgettenoedels toe en kook nog 3-5 minuten tot ze zacht zijn. Eventueel bestrooien met Parmezaanse kaas.

Voedingsinformatie (per portie):
- Calorieën: 150
- vezel: 5g
- Eiwit: 4 g
- Vet: 7 g
- Koolhydraten: 20 g
- Vitamine A: 25% ADH

Mediterrane gegrilde kippenkom

- **Portiegrootte**: 1 kom
- **Voorbereidingstijd:** 15 minuten
- **Kooktijd**: 15 minuten

Ingrediënten:
- 4 oz gegrilde kipfilet, in plakjes gesneden
- 1 kopje gekookte quinoa
- ½ kopje kerstomaatjes, gehalveerd
- ¼ kopje komkommers, in blokjes gesneden
- ¼ kopje olijven (zwart of groen)
- 2 eetlepels tzatzikisaus
- Verse peterselie ter garnering

Routebeschrijving:
1. Doe de quinoa, gegrilde kip, tomaten, komkommers en olijven in een kom.
2. Bestrijk met tzatziki-saus en garneer met peterselie voor het serveren.

Voedingsinformatie (per portie):
- Calorieën: 400
- vezel: 6g
- Eiwit: 32 g
- Vet: 12 g
- Koolhydraten: 40 g
- Calcium: 10% ADH

Quinoa en zwarte bonen gevulde paprika

- **Portiegrootte:** 4
- **Voorbereidingstijd**: 10 minuten
- **Kooktijd**: 30 minuten

Ingrediënten:
- 4 grote paprika's, gehalveerd en zaden verwijderd
- 1 kopje gekookte quinoa
- 1 kopje zwarte bonen, gespoeld en uitgelekt
- 1 kopje in blokjes gesneden tomaten (geen zout toegevoegd)
- 1 theelepel komijn
- 1 theelepel chilipoeder
- ½ kopje geraspte magere kaas (optioneel)
- Zout en peper, naar smaak
- Verse koriander voor garnering

Routebeschrijving:
1. Verwarm de oven voor op 190°C.
2. Meng quinoa, zwarte bonen, tomatenblokjes, komijn, chilipoeder, zout en peper.
3. Vul de paprika's met het mengsel en plaats ze in een ovenschaal.
4. Dek af met folie en bak gedurende 25 minuten. Verwijder de folie, voeg kaas toe en bak nog 5 minuten.
5. Garneer met verse koriander en serveer.

Voedingsinformatie (per portie):
- Calorieën: 250
- Vezels: 9 g
- Eiwit: 10 g
- Vet: 6 g
- Koolhydraten: 38 g

Garnalen- en courgettenoedels

- **Portiegrootte:** 2
- **Voorbereidingstijd:** 10 minuten
- **Kooktijd**: 10 minuten

Ingrediënten:

- 2 middelgrote courgettes, spiraalvormig
- 8 oz garnalen, gepeld en ontdaan van darmen
- 2 eetlepels olijfolie
- 2 teentjes knoflook, fijngehakt
- 1 theelepel citroenschil
- 2 eetlepels citroensap
- Zout en peper, naar smaak
- Verse peterselie ter garnering

Routebeschrijving:

1. Verhit 1 el olijfolie in een grote koekenpan. Voeg garnalen, knoflook, zout en peper toe en kook tot de garnalen roze kleuren (ongeveer 3 minuten).
2. Verwijder de garnalen en voeg de resterende olijfolie en courgettenoedels toe aan de koekenpan. Bak 2-3 minuten tot ze gaar zijn.
3. Voeg de garnalen weer toe aan de pan, samen met het citroensap en de schil. Gooi om te combineren.
4. Serveer met verse peterselie erbovenop.

Voedingsinformatie (per portie):

- Calorieën: 250
- Vezels: 4g
- Eiwit: 23 g
- Vet: 12 g
- Koolhydraten: 10 g

Citroenkruid Gebakken Kabeljauw

- **Portiegrootte**: 2
- **Voorbereidingstijd**: 10 minuten
- **Kooktijd**: 15 minuten

Ingrediënten:
- 2 kabeljauwfilets (elk ongeveer 4 oz)
- 2 eetlepels olijfolie
- 2 teentjes knoflook, fijngehakt
- 1 eetl. citroensap
- 1 theelepel citroenschil
- 1 theelepel gedroogde oregano
- 1 theelepel gedroogde tijm
- Zout en peper, naar smaak
- Citroenschijfjes en verse peterselie voor garnering

Routebeschrijving:
- Verwarm de oven voor op 200 °C.
- Leg de kabeljauwfilets in een ovenschaal. Meng olijfolie, knoflook, citroensap, citroenschil, oregano, tijm, zout en peper in een kleine kom.
- Giet het mengsel over de kabeljauw en leg er schijfjes citroen op.
- Bak gedurende 12-15 minuten tot de kabeljauw ondoorzichtig is en gemakkelijk uit elkaar valt met een vork.
- Garneer met verse peterselie en serveer.

Voedingsinformatie (per portie):
- Calorieën: 220
- Vezels: 1 g
- Eiwit: 25 g
- Vet: 11 g
- Koolhydraten: 3 g

Bloemkool-kikkererwtencurry

- **Portiegrootte**: 4
- **Voorbereidingstijd:** 10 minuten
- **Kooktijd**: 25 minuten

Ingrediënten:

- 1 eetlepel olijfolie
- 1 ui, gehakt
- 2 teentjes knoflook, fijngehakt
- 1 el verse gember, fijngehakt
- 1 eetl kerriepoeder
- 1 theelepel kurkuma
- 1 blikje tomatenblokjes (14 oz).
- 1 blikje kokosmelk (licht)
- 1 bloemkool, in roosjes gesneden
- 1 blik kikkererwten (15 oz), afgespoeld en uitgelekt
- Zout en peper, naar smaak
- Verse koriander voor garnering

Routebeschrijving:

1. Verhit olijfolie in een grote pan op middelhoog vuur. Fruit de ui, knoflook en gember tot ze zacht zijn.
2. Roer het kerriepoeder en de kurkuma erdoor en kook gedurende 1 minuut tot het geurig is.
3. Voeg de in blokjes gesneden tomaten en de kokosmelk toe en breng het mengsel aan de kook.
4. Voeg bloemkoolroosjes en kikkererwten toe. Dek af en kook gedurende 15-20 minuten, tot de bloemkool gaar is.
5. Breng op smaak met zout en peper. Serveer met verse koriander.

Voedingsinformatie (per portie):

- Calorieën: 250
- Vezels: 8 g
- Eiwit: 7 g
- Vet: 14 g
- Koolhydraten: 28 g

Snacks

Appelschijfjes met Amandelboter

- **Portiegrootte**: 1 appel met 2 el amandelboter
- **Voorbereidingstijd:** 5 minuten

Ingrediënten:
- 1 middelgrote appel, in plakjes gesneden
- 2 eetlepels amandelboter
- Kaneel (optioneel)

Routebeschrijving:
1. Snijd de appel in partjes.
2. Smeer amandelboter op elke plak en bestrooi indien gewenst met kaneel.

Voedingsinformatie (per portie):
- Calorieën: 220
- vezel: 5g
- Eiwit: 4 g
- Vet: 16 g
- Koolhydraten: 22 g

Hummus en groentesticks

- **Portiegrootte:** 1 kopje gemengde groenten met ¼ kopje hummus
- **Voorbereidingstijd:** 10 minuten

Ingrediënten:
- 1 kopje gemengde groentesticks (wortels, selderij, paprika)
- ¼ kopje hummus

- Citroensap (optioneel)

Routebeschrijving:
1. Snij de groenten in staafjes.
2. Serveer met hummus om te dippen. Besprenkel met citroensap voor extra smaak.

Voedingsinformatie (per portie):
- Calorieën: 120
- vezel: 5g
- Eiwit: 4 g
- Vet: 6 g
- Koolhydraten: 15 g

Griekse yoghurt met bessen

- **Portiegrootte**: 1 kopje
- **Voorbereidingstijd**: 5 minuten

Ingrediënten:
- 1 kopje gewone Griekse yoghurt
- ½ kopje gemengde bessen (bosbessen, aardbeien, frambozen)
- 1 el honing (optioneel)
- 1 el chiazaad (optioneel)

Routebeschrijving:
1. Meng in een kom Griekse yoghurt en gemengde bessen.
2. Besprenkel met honing en bestrooi indien gewenst met chiazaad.

Voedingsinformatie (per portie):
- Calorieën: 180
- vezel: 4g
- Eiwit: 15 g
- Vet: 2 g

- Koolhydraten: 25 g

- **Portiegrootte:** ½ kopje
- **Voorbereidingstijd**: 5 minuten
- **Kooktijd**: 30 minuten

Ingrediënten:
- 1 blik kikkererwten (15 oz), uitgelekt en afgespoeld
- 1 eetlepel olijfolie
- 1 theelepel paprikapoeder
- Zout en peper naar smaak

Routebeschrijving:
1. Verwarm de oven voor op 200 °C.
2. Meng de kikkererwten met olijfolie, paprikapoeder, zout en peper.
3. Verdeel over een bakplaat en rooster gedurende 30 minuten tot ze knapperig zijn.

Voedingsinformatie (per portie):
- Calorieën: 180
- vezel: 6g
- Eiwit: 10 g
- Vet: 6 g
- Koolhydraten: 27 g

- **Portiegrootte:** 2 hapjes
- **Voorbereidingstijd**: 10 minuten
- **Chill-tijd**: 30 minuten

Ingrediënten:
- 1 kop gerolde haver
- ½ kopje amandelboter
- ¼ kopje honing
- ¼ kopje mini-stukjes pure chocolade
- 1 theelepel vanille-extract

Routebeschrijving:
1. Meng alle ingrediënten in een kom tot ze goed gecombineerd zijn.
2. Rol het mengsel in kleine balletjes (ongeveer 1 inch in diameter).
3. Zet minimaal 30 minuten in de koelkast voordat u het serveert.

Voedingsinformatie (per portie):
- Calorieën: 150
- vezel: 3g
- Eiwit: 4 g
- Vet: 8 g
- Koolhydraten: 17 g

Hart-gezonde trailmix

- **Portiegrootte**: ½ kopje
- **Voorbereidingstijd**: 5 minuten

Ingrediënten:
- ¼ kopje ongezouten amandelen
- ¼ kopje ongezouten walnoten
- ¼ kopje gedroogde veenbessen (zonder toegevoegde suiker)
- ¼ kopje pompoenpitten
- 2 eetlepels pure chocoladestukjes (70% cacao of hoger)

Routebeschrijving:
- Doe alle ingrediënten in een kom en meng goed.

- In een luchtdichte verpakking maximaal twee weken houdbaar.

Voedingsinformatie (per portie):
- Calorieën: 210
- Vezels: 4g
- Eiwit: 6 g
- Vet: 14 g
- Koolhydraten: 18 g

Desserts

Chiazaadpudding

- **Portiegrootte**: 1 kopje
- **Voorbereidingstijd**: 5 minuten
- **Chill-tijd**: 4 uur

Ingrediënten:
- ¼ kopje chiazaden
- 1 kopje ongezoete amandelmelk
- 1 el honing of ahornsiroop
- ½ theelepel vanille-extract
- Verse bessen voor de topping

Routebeschrijving:
1. Klop in een kom chiazaden, amandelmelk, honing en vanille door elkaar.
2. Zet minimaal 4 uur of een nacht in de koelkast tot het ingedikt is.
3. Serveer met verse bessen.

Voedingsinformatie (per portie):
- Calorieën: 200
- vezels: 10 g

- Eiwit: 5 g
- Vet: 9 g
- Koolhydraten: 25 g

Bananen-havermoutkoekjes

- **Portiegrootte:** 2 koekjes
- **Voorbereidingstijd:** 10 minuten
- **Bak tijd**: 15 minuten

Ingrediënten:

- 2 rijpe bananen, gepureerd
- 1 kop gerolde haver
- ½ kopje pure chocoladestukjes
- ½ theelepel kaneel (optioneel)

Routebeschrijving:

1. Verwarm de oven voor op 175°C.
2. Meng in een kom gepureerde bananen, haver, chocoladestukjes en kaneel.
3. Schep lepels vol op een bakplaat en bak gedurende 15 minuten.

Voedingsinformatie (per portie):

- Calorieën: 150
- vezel: 3g
- Eiwit: 3 g
- Vet: 5 g
- Koolhydraten: 25 g

Avocado-chocolademousse

- **Portiegrootte**: ½ kopje
- **Voorbereidingstijd**: 10 minuten

Ingrediënten:

- 1 rijpe avocado
- ¼ kopje ongezoet cacaopoeder
- ¼ kopje ahornsiroop
- 1 theelepel vanille-extract
- Een snufje zout

Routebeschrijving:

1. Meng avocado, cacaopoeder, ahornsiroop, vanille en zout in een blender tot een gladde massa.
2. Laat 30 minuten afkoelen voordat u het serveert.

Voedingsinformatie (per portie):

- Calorieën: 220
- vezel: 7g
- Eiwit: 3 g
- Vet: 14 g
- Koolhydraten: 28 g

Gebakken Appels Met Kaneel

- **Portiegrootte:** 1 appel
- **Voorbereidingstijd**: 5 minuten
- **Bak tijd**: 20 minuten

Ingrediënten:

- 4 middelgrote appels, zonder klokhuis
- ¼ kopje gerolde haver
- 2 eetlepels honing of ahornsiroop
- 1 theelepel kaneel
- 1 el gehakte walnoten (optioneel)

Routebeschrijving:
1. Verwarm de oven voor op 175°C.
2. Meng haver, honing, kaneel en walnoten in een kom. Vul het mengsel in de appels met klokhuis.
3. Bak gedurende 20 minuten tot ze gaar zijn.

Voedingsinformatie (per portie):
- Calorieën: 180
- vezel: 4g
- Eiwit: 2 g
- Vet: 3 g
- Koolhydraten: 37 g

Kokosyoghurt Perfect

- **Portiegrootte**: 1 kopje
- **Voorbereidingstijd**: 5 minuten

Ingrediënten:
- 1 kopje kokosyoghurt (ongezoet)
- ½ kopje muesli (laag suikergehalte)
- ½ kopje gemengde bessen
- 1 eetlepel chiazaad

Routebeschrijving:
1. Doe de kokosyoghurt, muesli en gemengde bessen in een glas of kom.
2. Strooi chiazaadjes erover voordat je het serveert.

Voedingsinformatie (per portie):
- Calorieën: 290
- vezel: 6g
- Eiwit: 5 g
- Vet: 12 g
- Koolhydraten: 39 g

- **Portiegrootte**: 12 hapjes
- **Voorbereidingstijd:** 10 minuten
- **Bevriezingstijd:** 1-2 uur

Ingrediënten:

- 2 rijpe bananen
- ½ kopje pure chocoladestukjes (70% cacao of hoger)
- 1 eetlepel kokosolie
- ¼ kopje gehakte ongezouten noten (bijvoorbeeld amandelen, walnoten)

Routebeschrijving:

1. Snijd de bananen in stukjes van een halve centimeter dik.
2. Smelt pure chocoladestukjes met kokosolie in een magnetronbestendige kom.
3. Dompel elk schijfje banaan in de gesmolten chocolade en bestrooi met gehakte noten.
4. Leg het op een met bakpapier beklede bakplaat en vries het gedurende 1-2 uur in tot het stevig is.

Voedingsinformatie (per hap):

- Calorieën: 60
- Vezels: 1 g
- Eiwit: 1 g
- Vet: 3 g
- Koolhydraten: 8 g

Bessenspinazie Smoothie

- **Portiegrootte**: 1 smoothie
- **Voorbereidingstijd:** 5 minuten

Ingrediënten:
- 1 kopje spinazie
- 1 kopje gemengde bessen (vers of bevroren)
- 1 banaan
- 1 kopje ongezoete amandelmelk
- 1 eetlepel chiazaad

Routebeschrijving:
1. Meng alle ingrediënten tot een gladde massa.
2. Serveer onmiddellijk.

Voedingsinformatie (per portie):
- Calorieën: 180
- vezel: 7g
- Eiwit: 4 g
- Vet: 5 g
- Koolhydraten: 30 g

Bananen-Haver Smoothie

- **Portiegrootte**: 1 smoothie
- **Voorbereidingstijd:** 5 minuten

Ingrediënten:

- 1 banaan
- ½ kopje gerolde haver
- 1 kopje amandelmelk
- 1 eetl amandelboter
- ½ theelepel kaneel

Routebeschrijving:

1. Meng alle ingrediënten tot een gladde massa.
2. Gekoeld serveren.

Voedingsinformatie (per portie):

- Calorieën: 280
- vezel: 7g
- Eiwit: 8 g
- Vet: 9 g
- Koolhydraten: 45 g

Mango-Avocado-smoothie

- **Portiegrootte:** 1 smoothie
- **Voorbereidingstijd**: 5 minuten

Ingrediënten:

- 1 kopje bevroren mangostukjes
- ½ avocado
- 1 kop spinazie
- 1 kopje kokoswater
- 1 eetl limoensap

Routebeschrijving:

1. Meng alle ingrediënten tot een gladde massa.
2. Serveer onmiddellijk.

Voedingsinformatie (per portie):

- Calorieën: 220
- vezel: 8g
- Eiwit: 4 g
- Vet: 8 g
- Koolhydraten: 36 g

Pindakaas Banaan Smoothie

- **Portiegrootte**: 1 smoothie
- **Voorbereidingstijd**: 5 minuten

Ingrediënten:

- 1 banaan
- 1 eetl pindakaas
- 1 kopje ongezoete amandelmelk
- 1 el honing (optioneel)
- IJsblokjes (optioneel)

Routebeschrijving:

1. Meng alle ingrediënten tot een gladde massa.
2. Gekoeld serveren.

Voedingsinformatie (per portie):

- Calorieën: 250
- vezel: 3g
- Eiwit: 6 g
- Vet: 10 g
- Koolhydraten: 38 g

- **Portiegrootte**: 1 smoothie
- **Voorbereidingstijd:** 5 minuten

Ingrediënten:
- 1 kop boerenkool of spinazie
- 1 banaan
- 1 kopje ongezoete amandelmelk
- 1 schepje plantaardig eiwitpoeder
- 1 eetl lijnzaad

Routebeschrijving:
1. Meng alle ingrediënten tot een gladde massa.
2. Serveer onmiddellijk.

Voedingsinformatie (per portie):
- Calorieën: 230
- vezel: 8g
- Eiwit: 18 g
- Vet: 5 g
- Koolhydraten: 30 g

- **Portiegrootte:** 1 smoothie
- **Voorbereidingstijd**: 5 minuten

Ingrediënten:
- 1 kopje gemengde bessen (vers of bevroren)
- 1 banaan
- 1 kopje ongezoete amandelmelk
- 1 eetlepel chiazaad

Routebeschrijving:

1. Meng alle ingrediënten tot een gladde massa.
2. Serveer onmiddellijk.

Voedingsinformatie (per portie):

- Calorieën: 150
- vezel: 5g
- Eiwit: 3 g
- Vet: 4 g
- Koolhydraten: 28 g

Smoothie van groene appel en gember

- **Portiegrootte**: 1
- **Voorbereidingstijd**: 5 minuten

Ingrediënten:

- 1 groene appel, zonder klokhuis en in stukjes gesneden
- 1 kop spinazie
- Een stuk verse gember van 1 inch, geschild
- 1 kopje ongezoete amandelmelk
- 1 theelepel honing (optioneel)
- ½ kopje ijs

Routebeschrijving:

1. Combineer alle ingrediënten in een blender.
2. Meng tot een glad en romig mengsel.
3. Schenk het in een glas en geniet meteen.

Voedingsinformatie (per portie):

- Calorieën: 150
- Vezels: 5 g
- Eiwit: 2 g
- Vet: 3 g

- Koolhydraten: 30 g

Dranken

Komkommer Munt Limonade

- **Portiegrootte:** 1 glas (8 oz)
- **Voorbereidingstijd**: 10 minuten

Ingrediënten:
- 1 middelgrote komkommer, in plakjes gesneden
- 1 kopje verse muntblaadjes
- Sap van 2 citroenen
- 2 eetlepels honing of agavesiroop
- 4 kopjes water
- IJsblokjes

Routebeschrijving:
1. Meng in een kruik plakjes komkommer, muntblaadjes, citroensap en honing.
2. Voeg water toe en roer goed. Laat het 30 minuten in de koelkast afkoelen.
3. Serveer op ijs.

Voedingsinformatie (per portie):
- Calorieën: 40
- vezel: 1g
- Eiwit: 0 g
- Vet: 0 g
- Koolhydraten: 10 g

- **Portiegrootte**: 1 kopje (8 oz)
- **Voorbereidingstijd:** 5 minuten
- **Brouwtijd**: 10 minuten

Ingrediënten:
- 1 theelepel gemalen kurkuma
- 1 theelepel geraspte gember (of ½ theelepel gemalen gember)
- 1 kopje water
- Honing naar smaak
- Citroenschijfje (optioneel)

Routebeschrijving:
- Kook water in een kleine pot.
- Voeg kurkuma en gember toe; laat 10 minuten sudderen.
- Zeef het in een kopje en voeg indien gewenst honing en citroen toe.

Voedingsinformatie (per portie):
- Calorieën: 20
- vezel: 0g
- Eiwit: 0 g
- Vet: 0 g
- Koolhydraten: 5 g

Groen detoxsap

- **Portiegrootte:** 1 glas (8 oz)
- **Voorbereidingstijd:** 10 minuten

Ingrediënten:
- 1 kop boerenkool
- 1 groene appel, zonder klokhuis en in stukjes gesneden
- 1 komkommer, gehakt

- Sap van 1 citroen
- 1 inch gemberwortel, geschild
- 1 kopje water

Routebeschrijving:
1. Meng alle ingrediënten tot een gladde massa.
2. Eventueel door een fijne zeef zeven en gekoeld serveren.

Voedingsinformatie (per portie):
- Calorieën: 60
- vezel: 3g
- Eiwit: 2 g
- Vet: 0 g
- Koolhydraten: 14 g

Amandelmelk Chai

- **Portiegrootte**: 1 kopje (8 oz)
- **Voorbereidingstijd**: 5 minuten
- **Brouwtijd:** 10 minuten

Ingrediënten:
- 1 kopje ongezoete amandelmelk
- 1 theelepel chai theeblaadjes (of 1 chai theezakje)
- 1 el honing (optioneel)
- Kaneelstokje (optioneel)

Routebeschrijving:
- Verwarm de amandelmelk in een kleine pan tot deze stoomt.
- Voeg chai-thee toe en laat 5-10 minuten trekken.
- Zeef en zoet eventueel met honing. Serveer warm.

Voedingsinformatie (per portie):
- Calorieën: 40

- vezel: 1g
- Eiwit: 1 g
- Vet: 2 g
- Koolhydraten: 6 g

Hibiscus-ijsthee

- **Portiegrootte**: 4 kopjes
- **Voorbereidingstijd:** 5 minuten
- **Steile tijd**: 15 minuten

Ingrediënten:
- 4 kopjes water
- 4 eetlepels gedroogde hibiscusbloemen (of 4 hibiscustheezakjes)
- 1 el honing of agavesiroop (optioneel)
- Verse muntblaadjes ter garnering
- IJsblokjes

Routebeschrijving:
1. Kook water en voeg gedroogde hibiscusbloemen of theezakjes toe.
2. Laat het 10-15 minuten trekken, zeef het dan en gooi de bloemen of theezakjes weg.
3. Roer er eventueel honing of agavesiroop door.
4. Laat afkoelen en serveer op ijs met verse munt.

Voedingsinformatie (per portie):
- Calorieën: 15 (zonder zoetstof)
- Vezels: 0 g
- Eiwit: 0 g
- Vet: 0 g
- Koolhydraten: 4 g (met zoetstof)

Conclusie

Wanneer u op weg gaat naar een hart-gezonde levensstijl, onthoud dan dat kleine, consistente veranderingen kunnen leiden tot aanzienlijke verbeteringen in uw algehele welzijn. Dit boek heeft u waardevolle inzichten, praktische tips en heerlijke recepten gegeven die zijn ontworpen om zowel uw lichaam als uw ziel te voeden. Door hartvriendelijke voedingsmiddelen in uw dagelijkse maaltijden op te nemen en rekening te houden met uw keuzes, kunt u genieten van een levendig, gezonder leven. Het gaat erom weloverwogen beslissingen te nemen, te genieten van voedzame maaltijden en de geneugten van een goed leven voor je hart te omarmen. Proost op uw gezondheid.

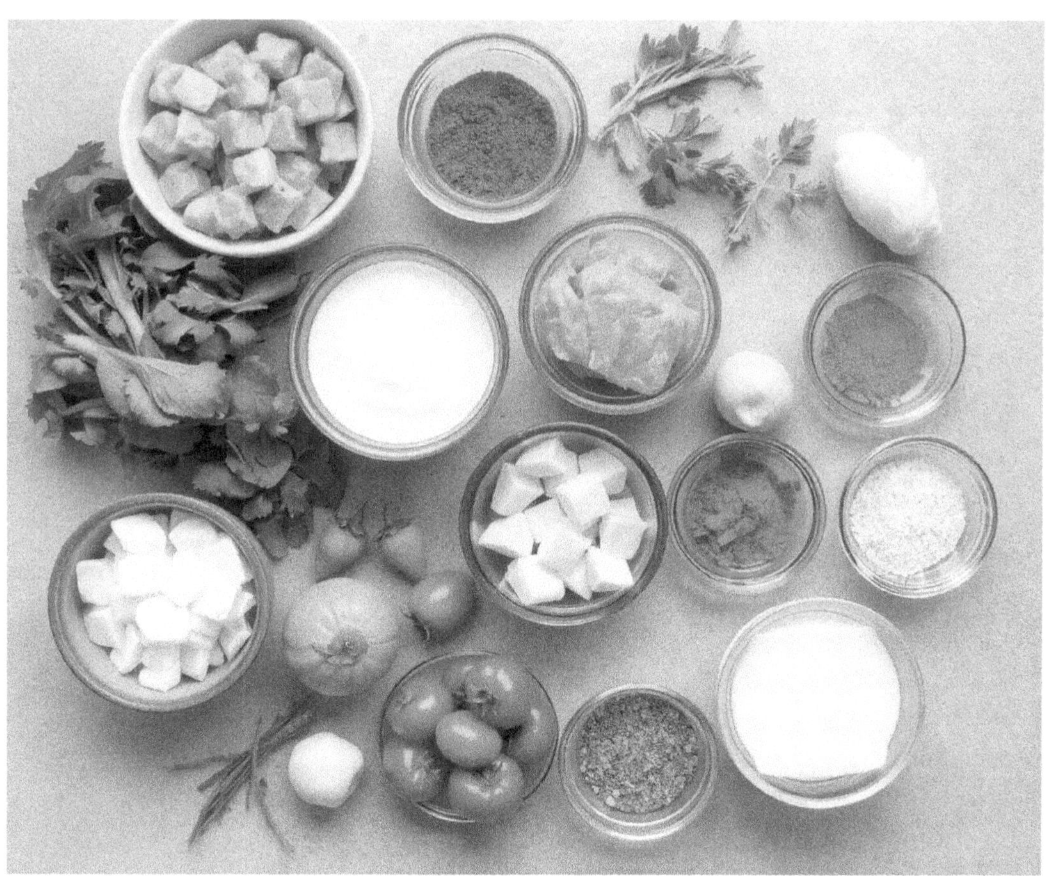